LA FIÈVRE

CONSIDÉRÉE

SOUS UN NOUVEAU POINT DE VUE;

THÈSE

PRÉSENTÉE ET SOUTENUE A LA FACULTÉ DE PARIS,

EN 1835, *

Par L.-P. SALLENAVE,

POUR OBTENIR LE GRADE DE DOCTEUR EN MÉDECINE.

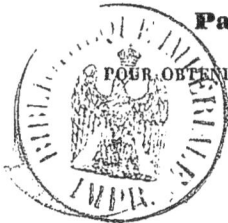

CETTE DISSERTATION INAUGURALE,

QUI, RÉDUITE A SA PLUS SIMPLE EXPRESSION,

A ÉTÉ RÉIMPRIMÉE EN 1855,

POUR ÊTRE ANNEXÉE AU TRAITÉ DU MÊME AUTEUR

SUR LES MALADIES CHRONIQUES,

REND CE DERNIER OUVRAGE PLUS INTELLIGIBLE.

---

* Avoir cette date présente à l'esprit, pour apprécier de quelle portée dut être cet écrit à l'époque où il fut publié, et pour comprendre à quel danger l'amour du vrai exposait un candidat qui avait pour juges des auteurs dont l'opinion personnelle était attaquée de front.

FACULTÉ DE MÉDECINE DE PARIS.

Professeurs.

M. ORFILA, Doyen.

MM.

Anatomie	CRUVEILHIER.
Physiologie	BÉRARD.
Chimie médicale	ORFILA.
Physique médicale	PELLETAN.
Histoire naturelle médicale	RICHARD, Examinateur.
Pharmacologie	DEYEUX.
Hygiène	DES GENETTES.
Pathologie chirurgicale	{ MARJOLIN. { GERDY.
Pathologie médicale	{ DUMÉRIL. { ANDRAL, Examinateur.
Pathologie générale	BROUSSAIS, Suppléant.
Opérations et appareils	RICHERAND.
Thérapeutique et matière médicale	ALIBERT.
Médecine légale	ADELON.
Accouchements	MOREAU.
Clinique médicale	{ FOUQUIER. { BOUILLAUD. { CHOMEL, Président. { ROSTAN, Examinateur.
Clinique chirurgicale	{ JULES CLOQUET. { .... { ROUX. { VELPEAU.
Clinique d'accouchements	DUBOIS (Paul).

Professeurs honoraires.

MM. DE JUSSIEU, DUBOIS.

Agrégés en exercice.

MM.	MM.
BAYLE.	HOURMANN, Suppléant.
BÉRARD (Auguste).	JOBERT.
BLANDIN.	LAUGIER.
BOYER (Philippe).	LESUEUR.
BRIQUET.	MARTIN-SOLON.
BRONGNIART.	PIORRY.
BROUSSAIS (Casimir).	REQUIN.
COTTEREAU.	ROYER-COLLARD.
DALMAS, Examinateur.	SANSON (aîné).
GUÉRARD.	SANSON (Al.), Examinateur.
HATIN.	TROUSSEAU.

Par délibération du 9 décembre 1798, l'École a arrêté que les opinions émises dans les dissertations qui lui seront présentées, doivent être considérées comme propres à leurs auteurs et qu'elle n'entend leur donner aucune approbation ni improbation.

A MONSIEUR

BÉNECH,

DOCTEUR EN MÉDECINE DE LA FACULTÉ DE PARIS ;

PROFESSEUR DE PATHOLOGIE MÉDICO – CHIRURGICALE ;

AUTEUR DE L'EXAMEN GÉNÉRAL DES CONNAISSANCES

SUR LA NATURE DES MALADIES ET SUR LEUR TRAITEMENT

CHEZ LES ANCIENS ET CHEZ LES MODERNES,

D'UN RECUEIL D'OBSERVATIONS MÉDICALES,

D'UN TRAITÉ DES CANCERS DE L'ESTOMAC,

D'UN APERÇU SUR LE CHOLÉRA-MORBUS,

&, &, &.

Vous m'avez enseigné des préceptes dont l'application à la Médecine et à la Philosophie paraît être importante; j'en expose ici une partie. La reconnaissance me traçait cette conduite; je l'ai suivie malgré tous ses écueils.

L.-P. SALLENAVE.

AVANT-PROPOS.

J'étais allé passer les vacances de 1831 à
Bordeaux, où les circonstances me retinrent
jusqu'aux premiers mois de l'année suivante.
A peine arrivé dans cette ville, un condis-
ciple me procura l'ouvrage, de M. Bénech,
intitulé : *Examen général des connaissances sur la nature des maladies et sur leur
traitement chez les anciens et chez les modernes.* La manière dont ce livre est conçu,
m'entraîna ; aussi, sans le comprendre en-
tièrement, je le lus avec avidité.

Bientôt après je relus cet ouvrage, et,
cette fois, je le méditai. Les principes qu'il
renferme, me parurent simples, et les con-
séquences qu'en déduit l'auteur, importan-
tes. Alors, je fus confirmé dans la croyance
où je vivais, que la nature de la plupart de
nos maux était ignorée, et je pensai, non-
seulement qu'à l'aide de ces nouveaux prin-

cipes elle ne pouvait le demeurer longtemps, mais encore qu'avec leur secours il serait possible souvent de prévenir ces maux ou d'en abréger la durée, et surtout d'obtenir que la terminaison en fût plus rarement fâcheuse.

Telles étaient les réflexions que m'avait inspirées ce livre. Désireux de connaître les détails des principes qu'il contient, d'en suivre l'application et d'en constater les résultats, je me fis présenter à M. Bénech qui, exerçant alors dans mon pays natal, me reçut avec affabilité et m'engagea à revenir. Les entretiens que ce médecin voulait bien m'accorder, les observations particulières que je recueillais, certains malades que je vis traiter par sa méthode, l'autopsie d'un jeune fiévreux, son client, mort d'une hémorrhagie accidentelle, et, à l'occasion duquel fut annoncé l'état où l'on trouverait la muqueuse digestive, la rate, le foie, les poumons, le cerveau, la plèvre, l'arachnoïde..., état qui se montra conforme aux prévisions ; tout cela m'avait beaucoup éclairé, lorsque j'eus occasion d'observer le fait suivant.

Nous sortions de l'hiver ; la température, depuis quelques jours assez élevée, s'était tout-à-coup abaissée, quand le fils du concierge de la maison où j'habitais, garçon de six à sept ans et d'une bonne constitution, reçut une averse en se rendant à son école qui était éloignée. Une fois dans ce lieu, il s'y plaça à côté d'une fenêtre dont l'un des carreaux venait d'être brisé par le vent, et ressentit bientôt des frissons. Rentré chez son père, il se plaignit de malaises généraux, et refusa de manger. Le soir, le mal avait augmenté; la nuit se passa agitée. Le lendemain, même état, dont on ne commence à s'inquiéter que le troisième jour, en s'apercevant d'une rougeur assez marquée sur les membres inférieurs.

A cette époque seulement je suis prié de visiter le petit malade, que je trouve dans la position suivante : Coucher dorsal, chaleur presque éteinte, peau sèche, langue pâteuse et foncée, respiration ralentie et courte, pouls rare et serré, intelligence comme perdue; il ne répond, en effet, que difficilement et avec lenteur au peu de questions que je lui adresse, et ne me reconnaît pas, bien que m'ayant vu très-souvent : érysipèle étendu sur la face antérieure des jambes.

Après cet examen, tenant compte de la bonne organisation du sujet, de la cause première du mal ainsi que du peu d'ancienneté de ce mal, et plein de confiance dans les principes de M. Bénech, je commence par rassurer la mère ; ensuite, pénétré de l'idée, émise par cet auteur, que tout érysipèle, précédé de la fièvre, devient un remède naturel contre cette même fièvre, je mets aussitôt en usage les moyens propres à la combattre ; sans m'occuper aucunement de sa complication. Une fois cette conduite tenue, j'attends les effets que j'en espère ; et, avant quelques heures, les symptômes rapportés font place à ceux qui caractérisent la période de chaleur dans cette affection. Heureux de ce résultat, je prescris les remèdes nécessaires pour entretenir la réaction obtenue, et faciliter par son ensemble la décomposition du sang. La nuit se passa si calme que, le lendemain, mon petit malade réclamait de la nourriture. Je satisfis, avec modération, à son désir qui traduisait un besoin réel ; et, quoique l'érysipèle n'eût pas complètement disparu, j'annonçai la guérison qui ne tarda pas à s'établir.

Dès ce moment, je résolus de composer ma thèse sur la fièvre, envisagée suivant l'opinion de M. Bénech.

Depuis cette résolution, il s'est écoulé plus de trois années. Durant ce laps de temps, je me suis pénétré, tant par la méditation que par de nouvelles observations, des principes de cet auteur ; et, aujourd'hui, je viens les soumettre, en partie, au jugement de mes professeurs, persuadé que l'amour du vrai les guidant, toujours, dans leurs appréciations scientifiques, ils ne me sauront pas mauvais gré d'avoir préconisé ce qui me paraît être la vérité.

PROPOSITIONS

DÉDUITES DE L'EXAMEN.

I. Selon M. Bénech, la trame élémentaire, dont les modifications successives constituent, d'abord les tissus, ensuite les organes, enfin les appareils du corps humain, est mieux appréciée par le raisonnement et l'analogie que par les sens, aidés même des instruments les plus propres à en étendre la portée naturelle.

II. Cette trame, dont les germes se trouvent dans tout ovule où ils deviennent aptes à vivre dès sa fécondation, se compose (si j'ai bien compris l'auteur de cette découverte en ceci comme en tout ce qui s'y rattache), de deux parties qu'il faut savoir distinguer quand on veut connaître les fonctions dévolues à chacune de ces parties.—L'une est formée par les capillaires sanguins, ainsi que par ceux de la calorification moléculaire (*), ceux de l'exhalation cutanée, comme des sécrétions tant muqueuses que glandulaires, et ceux de la nutrition parenchymateuse; derniers capillaires qui sont intimément liés aux capillaires sanguins, d'où chacun d'eux tire ses produits.—L'autre est formée par les capillaires absorbants, dont certains puisent, à la surface de la peau, comme à l'intérieur des muqueuses ou dans la profondeur des glandes, les matériaux qu'ils ont pour mission de transmettre au système veineux, et dont certains autres prennent, ceux-ci, aux capillaires sanguins, les liquides qu'ils ne tardent pas à exhaler dans les tissus cellulaire, séreux ou synovial, ceux-là, aux mailles ou bien aux cavités de ces mêmes tissus, les liquides que ces derniers absorbants y ont exhalés, puis rapportent ces produits au système veineux.

(*) En admettant des capillaires de calorification, je suis sur le plan général de notre économie et je contente ma raison.

III. Les capillaires qui composent la première fraction de notre trame élémentaire, sont créés avant les capillaires de l'ordre suivant; et, comme la vie intra-utérine commence aussitôt qu'ils entrent en fonction, on doit les appeler primitifs. — Les capillaires qui composent la seconde fraction de notre trame élémentaire, succèdent directement à la création des capillaires de l'ordre précédent; mais, comme ils ne commencent guère à fonctionner qu'après la naissance, on doit les appeler secondaires.

IV. L'ensemble de ces éléments constitutifs doit la conservation de ses rapports physiques à la propre transsudation des éléments constitutifs en question; et le produit de cette transsudation, jusqu'à ce qu'il ait pris la forme celluleuse, est maintenu flexible par l'humidité ainsi que par la température du milieu même où il a été déposé.

V. C'est dans la première division de ce canevas de l'économie que siège la fièvre proprement dite; et, si le caractère que revêt cette affection, résulte du degré auquel chaque espèce des vaisseaux élémentaires primitifs a sa fonction lésée, la gravité de cette affection se mesure d'après l'influence qu'elle exerce sur les vaisseaux élémentaires du second ordre, comme aussi cette gravité grandit avec l'importance des régions occupées par les complications de la fièvre.

VI. Dans la description de cette affection, les auteurs donnent la partie pour le tout, prennent les signes certains d'un commencement de guérison pour un accroissement de l'affection même, et confondent la maladie mère avec les maladies secondaires ou tertiaires qui peuvent la compliquer.

VII. L'invasion de la fièvre, invariable quant à son fond, diffère quant à sa forme. En effet, c'est toujours par un trouble de la calorification que ce mal se déclare; mais le trouble de cette fonction a lieu en plus ou en moins, et, sous ce dernier mode, bien plus souvent que sous le premier.

VIII. C'est seulement durant le frisson que tous les capillaires primitifs (comme souvent tous les capillaires secondaires et parfois chacun des autres systèmes organiques), présentent une diminution, plus ou moins prononcée, d'action.

IX. De la marche même du mal naît le principal remède dans la fièvre.

X. Dans la fièvre, la connaissance de deux ou trois symptômes principaux étant acquise, on doit déterminer avec précision l'état du reste de l'économie.

XI. Les symptômes de la fièvre ont entre eux un lien qui montre que la nature suit partout un ordre constant.

XII. La fièvre sert mieux que la santé pour apprécier le mécanisme de nos fonctions les plus voilées.

XIII. Les variétés des expressions morbides qu'offrent les tissus, les organes ou les appareils, se lient, dans la fièvre, aux divers états des capillaires souffrants.

XIV. C'est par suite des rapports de continuité qui existent entre ces rouages vitaux, que les symptômes naturels de la fièvre sont produits.

XV. Le pouls, isolément consulté dans cette affection, peut devenir un signe trompeur; aussi, faut-il rarement s'en servir pour déterminer, d'une manière rigoureuse, l'intensité de ce mal.

XVI. La fétidité des produits exhalés ou sécrétés ne peut pas, dans la fièvre, provenir de l'inflammation de son siège.

XVII. Il n'est pas de maladie plus facile à diagnostiquer, et moins difficile à traiter que la fièvre simple, non complexe.

XVIII. Les symptômes de cette maladie varient par leur intensité beaucoup plus que par leur nombre, pour le clinicien qui les étudie indépendamment de toute complication.

XIX. Le fond de la nature d'une fièvre intermittente... est le même que le fond de la nature d'une fièvre continue ; et, quand on connaît la raison d'être du dernier de ces types morbides... (*), l'on sait apprécier la raison d'être du premier (**).

XX. Dans la terminaison de ce mal, les auteurs admettent très-souvent l'impossible : elle ne peut avoir lieu que par le retour du réseau élémentaire désigné à des rapports naturels, ou par la mort soit lente soit rapide.

XXI. Si un grand appauvrissement de la vitalité générale n'existe pas avant l'apparition de la fièvre, ce dernier mal, attaqué à son début, ne devient dangereux que par une mauvaise médication.

XXII. La mort, par suite de la fièvre, est un résultat beaucoup plus fréquent qu'il ne devrait l'être.

XXIII. En n'obéissant qu'aux seuls besoins organiques dans la médication de ce mal, on le guérit le plus souvent ; et il n'est pas toujours impossible de ranimer la vie dans un corps où ce mal semblait l'avoir éteinte pour jamais.

(*) L'influence d'une cause accidentelle, mais momentanée, sur le degré de vitalité dont les capillaires primitifs du sujet se trouvent doués.

(**) L'influence d'une cause momentanée, mais régulièrement renouvelée, sur la résistance intrinsèque qu'ont les capillaires primitifs du sujet.

LA FIÈVRE

CONSIDÉRÉE

SOUS UN NOUVEAU POINT DE VUE.

---

*Ce que l'on appelait anciennement FIÈVRE, FIÈVRES,
et que l'on désigne aujourd'hui sous la dénomination de
GASTRITE, GASTRO-ENTÉRITE, n'exprime rien autre chose
qu'une maladie générale et primitive des capillaires
sanguins et de ceux dont les produits sont rejetés hors
de notre économie ou bien assimilés à cette économie.*

Voilà la proposition que j'ai à démontrer; proposition que
M. Bénech a, le premier, énoncée dans son Examen et dé-
veloppée dans ses Cours. Ce sujet, qui a été touché bien des
fois, semble embrasser les plus grandes difficultés de la
science médicale; néanmoins, je l'aborde, armé de la lo-
gique de M. Bénech.

Mais, aussi, qu'on ne s'attende pas à me voir traiter le
sujet dont il est question, avec toute l'étendue qu'il com-
porte; en l'envisageant de cette sorte, j'aurais dépassé les
limites d'une thèse, et me serais exposé à perdre haleine
avant d'avoir atteint le but.

Je me bornerai donc à prouver la base de l'opinion que j'admets, en faisant abstraction des systèmes reçus pour ne considérer que le mal exprimé par le malade même, en analysant les descriptions que les auteurs anciens nous ont laissées de cette affection, et en démontrant les erreurs des médecins modernes sur la nature qu'ils lui donnent; ce qui scindera mon argumentation en trois parties.

PREMIÈRE PARTIE.

La fièvre, considérée sur le malade même, exprime une affection générale et primitive des capillaires sanguins et de ceux dont les produits sont extraits de notre économie ou bien incorporés à cette économie.

Si, laissant de côté toute idée émise sur la fièvre, on se transporte, pour en faire une nouvelle étude, près des sujets qui sont atteints de cette affection, qu'observe-t-on chez eux au commencement du mal? Le frisson, une peau plus sèche qu'à l'état normal, une bouche pâteuse, des urines rares, une pesanteur générale et une certaine inappétence. Ces symptômes, sauf une seule exception (celle où ce mal débute par une chaleur ardente), sont constants; sans eux pas de fièvre ou de fièvres, pas de gastrite ou de gastro-entérite. Or, qu'expriment ces symptômes? Le frisson, la diminution d'activité des capillaires de la calorification; la peau sèche, l'inertie des exhalants cutanés; la bouche pâteuse et la rareté des urines, l'inertie aussi des sécréteurs muqueux et urinaires. Si, à présent, l'on réfléchit que, par cela même que les fonctions de ces capillaires ne s'exécutent plus avec régularité, le sang reste non décomposé, et que dès-lors son influence sur les capillaires sanguins, ainsi que sur ceux que je viens de dénommer, doit être plus ou moins étrangère, on se rend facilement compte de la pesanteur qu'éprouve l'économie entière; puis, par une conséquence bien simple, il faut attribuer cette pesanteur surtout au mode de rapport pathologique où se trouvent les capillaires sanguins. Quant au défaut d'appétit, ce symptôme résulte de l'inactivité encore des capillaires de la nutrition; inactivité que l'estomac partage, car, si ces derniers capillaires fonctionnaient normalement, la faim existerait pour avertir le cerveau de pourvoir aux besoins organiques. — Telle est l'expression de ces symptômes, au début du mal; et, tous, ont leur siège dans les capillaires primitifs, ce qui milite, d'abord, en faveur de l'opinion de M. Bénech.

Mais on objectera que la fièvre, même dans sa période de frisson, fournit plusieurs autres symptômes. Je répondrai bientôt à cette objection, et montrerai comment ces nouveaux symptômes ne dépendent que de l'altération fonctionnelle des capillaires plus haut dénommés.

Si la manière de voir de M. Bénech, sur le siège de la fièvre, est confirmée par l'analyse des signes qui constituent ce mal à sa première période, cette manière de voir est également confirmée par l'analyse des signes qui constituent ce même mal à sa seconde période, celle de chaleur. Comment, en effet, se traduit-il alors? Par une calorification plus ou moins considérable; tandis qu'on retrouve la peau sèche, la langue pâteuse, les urines rares, l'accablement prononcé et l'appétit nul. Or, qu'indique la calorification, en cet état de choses? Une réaction de ceux d'entre les capillaires primitifs qui, tout d'abord, avaient eu leur fonction enrayée.

Dans la troisième période ou de sueur, et en supposant que le malade guérisse, que voyons-nous? Une chaleur encore vive; c'est vrai. Mais la peau devient humide et la

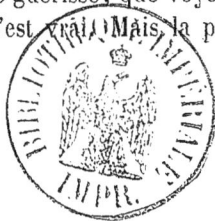

2

bouche s'enduit de mucosités ; ce qui prouve que les exhalants cutanés et les sécréteurs muqueux (c'est-à-dire ceux des capillaires primitifs qui étaient tombés malades postérieurement aux capillaires de la calorification) réagissent, comme, à leur tour, vont réagir les reins, puisque les urines ne tarderont pas à couler. Dans cette période aussi, la pesanteur insolite du malade se dissipe graduellement. Or, si l'on réfléchit que, les capillaires de la calorification, les exhalants cutanés, et les sécréteurs muqueux ainsi que glandulaires recommençant à décomposer la masse sanguine, ce fluide perd de son action étrangère sur ces mêmes capillaires, et en particulier sur les sanguins, il sera facile de concevoir pourquoi le symptôme de pesanteur, dont nous avons précisé le siège le plus spécial, cesse à ce moment-là d'exister. Après cet ensemble de réaction, le dégoût pour les aliments se dissipe d'une manière progressive. Or, si l'on considère qu'aussitôt que l'économie fait des pertes, elle éprouve le besoin de les réparer, et que les capillaires de la nutrition se trouvent chargés de manifester ce besoin, au moyen du retentissement de leur fonction dans l'estomac, on sera convaincu que la réaction de ces derniers capillaires signale un retour vers la santé générale.

D'après ce qui précède, et reconnaissant avec les médecins physiologistes qu'un mal quelconque apparaît en même temps qu'a lieu la diminution ou la nullité d'action d'un tissu, d'un organe, d'un appareil..., aussi forcément que ce mal disparaît en même temps qu'a lieu la réaction de ce tissu, de cet organe, de cet appareil..., quand au moins la réaction est plus puissante que la cause morbifique, on admettra que dans les capillaires sanguins et dans ceux dont les produits sont extraits de notre économie ou bien incorporés à cette économie, siège véritablement la fièvre.

Mais, comme on l'a déjà objecté, ces symptômes ne forment pas, à eux seuls, la maladie en question. D'accord, si vous prenez pour peinture fidèle de cette maladie les divers caractères qui en ont été tracés. Mais vous ne vous apercevez pas qu'ici, de même que dans beaucoup d'autres affections, en cherchant à faire la description du mal, les auteurs ont commis l'erreur de réunir, aux symptômes essentiels de ce mal, des symptômes qui lui sont étrangers. Ces derniers signes morbides ne peuvent être, en l'espèce, que consécutifs aux précédents, puisque, alors, la respiration n'est précipitée ou entrecoupée, le pouls large ou rétréci, le cerveau délirant ou accablé..., que sous l'influence de l'altération fonctionnelle des capillaires sus-dénommés; puisque, aussi, c'est uniquement lorsque ces rudiments de notre économie reprennent leurs fonctions que ces autres parties de notre organisme recouvrent les leurs. En effet, nous jugeons que la fièvre existe aussitôt que les capillaires primitifs ont leurs fonctions troublées, et nous jugeons que la fièvre n'existe plus aussitôt que ces capillaires fonctionnent normalement.

Voilà ce qu'est cette maladie quand on l'observe dans toute sa simplicité. Étudions-la maintenant sous un autre rapport.

DEUXIÈME PARTIE.

La fièvre, telle que l'ont décrite les anciens auteurs, exprime une maladie générale et primitive de nos capillaires sanguins et de ceux dont les produits sont extraits de l'économie ou bien incorporés à l'économie.

Pour prouver cette seconde partie de ma proposition, je ne citerai pas beaucoup d'auteurs anciens, puisque le dernier des savants que l'on classe dans cette catégorie, Pinel, a résumé les travaux de ses prédécesseurs avec un talent incontesté.

D'après ce nosographe, dans la première période de toutes les fièvres qu'il admet, le frisson existe, avec sécheresse de la peau, aridité de la langue, diminution ou suppression des urines, sentiment de pesanteur et défaut d'appétit. Qu'on parcoure les divers tableaux de la fièvre que Pinel a tracés, et l'on n'en trouvera pas qui manque de l'un de ces signes morbides ou bien de son équivalent. Voilà ce qu'écrit cet auteur hippocratique; or, ces symptômes expriment ce que j'ai dit plus haut : une maladie générale et primitive de nos capillaires sanguins et de ceux dont les produits sont extraits de l'économie ou bien incorporés à l'économie.

A la seconde période du mal, celle de chaleur, Pinel signale une calorification, assez ou très-vive, dans les fièvres inflammatoire, bilieuse, muqueuse, adynamique, ataxique, typhoïde, ainsi que dans les fièvres jaune, pestilentielle...; tandis qu'il groupe, à côté de ce symptôme, la sécheresse de la peau, l'aridité de la langue, la rareté des urines, la pesanteur générale et le dégoût pour les aliments. Mais ces derniers symptômes sont ce qu'ils étaient dans la période précédente; et, dans celle-ci, la chaleur occupe le même siège que le froid dans celle-là.

A la période de sueur, il n'est question dans ces mêmes fièvres que du retour des exhalations, des sécrétions, que de la cessation de l'accablement, de l'inappétence; en un mot de cet état organique qui est l'inverse du premier, et peint les capillaires primitifs recouvrant leurs rapports naturels ou leurs excitants propres. L'équilibre, en effet, se rétablit alors entre ces excitants et ces capillaires.

Il est vrai que, dans ces descriptions de la fièvre, Pinel énumère beaucoup d'autres symptômes; mais, à l'égal des premiers, ils sont subordonnés à l'influence morbide des capillaires auxquels nous rapportons le siège de ce mal, puisqu'on ne voit l'ensemble de l'économie reprendre sa marche naturelle qu'au fur et à mesure que ces capillaires recouvrent leur santé. Et puis, ces vaisseaux souffrent-ils jamais, tous à la fois, sans qu'il y ait trouble dans le corps entier? Très-souvent, au contraire, un ou plusieurs tissus, un ou plusieurs organes, un ou plusieurs appareils peuvent être affectés sans que tous ces capillaires altèrent leurs fonctions. Nous sommes donc de nouveau en droit de conclure que la fièvre ou les fièvres ont véritablement pour siège celui que nous assignons à ce mal.

Sans doute j'aurais dû, pour montrer cette vérité dans son jour complet, prouver que les causes de la maladie générale et primitive de nos capillaires sanguins et de ceux dont les produits sont rejetés hors de l'économie ou bien assimilés à cette économie, se montrent identiques aux causes de la fièvre ou des fièvres; que les variétés de ce mal traduisent précisément les variétés de ces causes; que les complications de la fièvre ou des fièvres ressemblent aux complications de la maladie générale et primitive ci-dessus désignée; que ces affections secondaires sont, dans l'un et dans l'autre cas, favorables si l'on sait en comprendre le mode d'action; que par des moyens artificiels on peut produire des affections analogues sur certains animaux; et que, tel qu'il est préconisé, le traitement de la fièvre ou des fièvres se trouve essentiellement défectueux. Mais cette tâche, outre qu'elle serait trop longue pour une thèse, ne pourrait être remplie convenablement que par le novateur dont j'expose la doctrine en ce qui regarde la base de la plupart des maladies aiguës; aussi, je passe tout de suite à la dernière partie de mon argumentation.

TROISIÈME PARTIE.

Des erreurs des médecins modernes sur la nature de la fièvre ou des fièvres.

Quoique les médecins, dont je vais examiner succincte-
ment les opinions, soient de ce siècle, ils se montrent assez
nombreux ; ayant à leur tête le nosographe que je viens de
citer. Cet auteur classa les fièvres d'après les lésions fonc-
tionnelles qui prédominent le plus dans ces affections. C'est
un exemple heureux, dit M. Bénech; mais comment a-t-il
été rempli !

Pinel place la fièvre inflammatoire dans le système sanguin. Or, à qui persuader que les artères, les veines et les
capillaires rouges, vaisseaux dont l'organisation de chacun
est différente, puissent être, tous à la fois, atteints de la
même maladie? Et puis, ici pas plus qu'ailleurs, en indi-
quant le siège du mal, précise-t-on le mode de souffrir des
tissus affectés? On ne nous apprend pas, en effet, s'ils ont
leur vitalité altérée, ou bien si les corps qui excitent ces
tissus, n'exercent plus sur eux une action naturelle. Dans
ces deux cas, le mal ne peut, certes, se trouver le même, et
son traitement doit, forcément, varier.

La fièvre bilieuse ou gastrique, ainsi que la fièvre pitui-
taire ou muqueuse, de Pinel, occupent le conduit alimentaire;
avec cette particularité que la première attaque plus spé-
cialement l'estomac..., le foie..., tandis que la seconde frap-
pe surtout les intestins. Mais, outre l'objection tirée de la
différence de texture dévolue aux organes qui concourent à
former l'appareil digestif, cette ligne de démarcation pathologique n'est-elle pas plus apparente que réelle? Sans
compter qu'il n'y a pas que ces organes dont les fonctions
soient grandement troublées dans ces cas morbides.

Sur le siège de la fièvre adynamique, erreur également; et je me sers encore de M. Bénech pour la réfuter. Cette maladie appartient surtout au système musculaire, dont la prostration se montre, ici, le mode de souffrir le plus saillant. Mais, si la faiblesse d'un système organique suffisait pour caractériser une maladie, la dénomination d'adynamie devrait être appliquée à chaque fièvre; car je n'en connais pas où le malade soit, réellement, fort. Et puis, dans celle-ci, aussi bien qu'on pourrait l'objecter dans tout autre, le siège attribué à l'affection est-il, seul, accablé? Les exhalants, les sécréteurs..., ne paraissent plus exécuter leurs fonctions : pourquoi ne pas y avoir établi le mal? Les nerfs sont comme insensibles... : pourquoi ne pas y avoir logé ce même mal?

Dans les fièvres ataxique, typhoïde, jaune, pestilentielle..., erreurs analogues, et permettant de conclure que, malgré les efforts louables de Pinel, le véritable siège de la fièvre ou des fièvres resta méconnu.

On va juger combien est fondée cette assertion, sur les travaux du nosographe français, par le nombre des médecins, ses compatriotes, qui essayèrent de mieux faire.

Parmi ces derniers se montra d'abord M. Broussais. Cet auteur, délaissant la méthode que son devancier avait suivie, et qui aurait fini par devenir féconde, se rabattit sur les débris cadavériques pour trouver la nature de ce qu'on appelait, avant lui, fièvre ou fièvres. Selon le professeur du Val-de-Grâce, ces maladies ne sont que le résultat d'une gastrite ou d'une gastro-entérite. J'emprunte encore à M. Bénech la réfutation de cette nouvelle opinion.

Pour être en droit de soutenir que la muqueuse est, ici, primitivement atteinte, il faudrait prouver que la lésion fonctionnelle que traduisent les autres tissus, est postérieure à la gastrite, à la gastro-entérite. Or, pendant que l'observation clinique infirme plutôt qu'elle ne confirme cette priorité, l'analyse physiologique des symptômes fé-briles démontre que le siège assigné par M. Broussais à leur ensemble, n'est pas exact.

Les causes de cette maladie viennent à l'appui de notre jugement. En effet, ces causes étant internes ou externes, on conçoit que parmi les premières il puisse s'en trouver qui, en agissant d'une manière directe sur la muqueuse di-gestive, changent ses rapports et altèrent sa texture; mais, comment celles de ces différentes causes qui portent seule-ment à l'extérieur de l'économie, ne feraient-elles ressentir leur action que sur la muqueuse digestive? Malgré leur grand nombre, et quelle que soit la variété de leur espèce, le rôle de ces dernières causes serait constamment le même, et leur conséquence toujours une gastro-entérite? — Fata-lité inexplicable, s'écrie M. Bénech, les capillaires qui, à l'extérieur, reçoivent directement l'action de la cause mor-bide, ne se plaindront pas les premiers; ce sera l'estomac, l'intestin, trop malheureux organes où la plupart de nos maux se réunissent sans qu'on puisse reconnaître la route qu'ils ont prise pour y arriver!

Ajouterons-nous que l'expérimentation, soit directe soit indirecte, témoigne contre M. Broussais, non moins que l'observation et l'analyse? En effet, quand un corps irritant pénètre dans l'estomac, ce viscère en accuse aussitôt la présence étrangère; mais sans la communiquer au reste de l'économie si le stimulus a peu de puissance, ou bien en communiquant à la totalité de l'économie la présence du stimulus s'il possède une certaine puissance. Exemple sur-tout, les empoisonnements considérables par les substances corrosives, et dans lesquels, soit dit en passant, les troubles généraux, qui en sont la suite assez ordinaire, s'accompagnent, très-rarement, de ce délire que toute fièvre intense produit avec la plus grande rapidité, et peut développer à un degré extrême.

Voilà le fait expérimental, tant dans sa simplicité que dans sa complication. D'après lui encore, si la fièvre est une gastrite, une entérite, pourquoi, dans tous les cas réellement fébriles, ne survient-il pas, dès le début, une douleur épigastrique, ombilicale; et, à plus forte raison, pourquoi ressent-on alors des troubles généraux qui, fréquemment, ne se compliquent d'aucune douleur à l'estomac, aux intestins? Croira-t-on jamais que ces organes puissent souffrir, à ce point même d'entraîner la mort, sans qu'ils accusent une douleur vive, constante! Si cela se voyait, le Créateur nous aurait inutilement doté d'un cerveau.

Mais ne nous bornons pas à ces preuves que fortifient, d'une part, les ulcères, les squirrhes des voies digestives, car (bien que chacun de ces maux soit d'après les pathologistes une phlegmasie par excellence), ils n'entraînent pas nécessairement les symptômes fébriles..., et que fortifie, d'autre part, l'avantage qui résulte souvent des éméto-cathartiques dans la fièvre (tandis que ces agents sont toujours nuisibles dans ces derniers états morbides des voies digestives). Corroborons encore les raisons qui précèdent, en examinant si la phlegmasie se forme dans les muqueuses avec autant de facilité qu'on le professe.

Là où les capillaires sanguins sont très-répandus, le sang est susceptible d'abonder; mais, afin de prévenir les désordres qui pourraient naître de l'afflux considérable de ce fluide, la Nature a voulu qu'il trouvât rapidement à être décomposé ou bien à s'écouler. Aussi, a-t-elle placé dans les muqueuses une infinité de capillaires exhalants et de capillaires sécréteurs. Conséquemment, si, dans la gastrite, dans la gastro-entérite, maladies où le sang doit toujours engorger la membrane digestive, on n'est témoin, ni d'exhalation sanguinolente, ni de sécrétion aqueuse, pourra-t-on admettre qu'il existe, véritablement, une phlegmasie? D'un autre côté, en voyant que la muqueuse gastro-intestinale est aussi mince que celle des lèvres, de la bouche, des parties génitales, régions où les phlegmasies de quelque intensité sont rapidement suivies d'une perte de tissu appréciable, on doit penser qu'il entrait dans le plan général de notre organisation que la membrane de l'estomac et des intestins fût peu disposée aux inflammations.

D'ailleurs, si la fièvre ou les fièvres étaient réellement l'expression d'une gastrite, d'une gastro-entérite, comment expliquer la marche de la fièvre ou des fièvres intermittentes...? Comparant la phlogose interne aux phlogoses externes, et jugeant ensuite par analogie, est-il permis d'admettre que la phlegmasie gastrique, gastro-intestinale, puisse paraître et disparaître, comme le font les véritables fièvres de ce caractère, à jour et à heure fixes, pendant des semaines, des mois, voire même des années? Les partisans de ce système ont pressenti l'objection; aussi se sont-ils efforcé d'établir l'existence de phlogoses intermittentes.... Mais l'expérience contredit ce qu'ils ont avancé à cet égard, puisque tout praticien, exempt de prévention théorique, avouera qu'il n'a jamais vu de phlcgmasie externe prendre cette dernière marche. Et qu'on ne nous apporte pas, pour témoignage irrécusable d'une intermittence d'action dans la phlegmasie, l'apparition, plus ou moins éloignée, plus ou moins régulière, de certains érysipèles, de certaines ophthalmies.... (qualifiés à tort, comme on en jugera bientôt, de maladie inflammatoire), car ces états morbides ne doivent pas, le moins du monde, être comparés aux fièvres appelées intermittentes. L'objection reste donc, n'ayant rien perdu de sa portée.

Mais les rougeurs que l'on rencontre *à coup sûr* dans la muqueuse des voies digestives après la mort des fiévreux, ne prouvent-elles pas que l'opinion de M. Broussais est fondée ? Ne soyons pas surpris que ce médecin ait basé son système sur cette coloration cadavérique. A l'époque où il entreprit ses recherches, le Brownisme régnait encore en maître presque absolu : on ne saignait pas les fiévreux, et, de plus, on les stimulait violemment à l'intérieur. En conséquence de cette pratique, le sang, qui n'était pas enlevé, devait se retrouver en quelque région de l'économie ; et la muqueuse gastrique, intestinale, étant surexcitée, le voyait affluer avec d'autant plus de facilité que (d'après la marche naturellement suivie par l'organisme qui se meurt) les capillaires sanguins du tissu précité forment un centre vers lequel tendent les fluides rouges : ainsi, il était possible d'expliquer ces rougeurs sans créer des phlegmasies. Mais, depuis lors, on a exangué les fiévreux, tout en les soumettant à l'abexcitation la plus grande, et, si cette méthode, pas plus que l'autre, ne les a empêchés de mourir, elle a eu pour résultat de se ruiner assez vite, en faisant trouver bien moins rouge qu'antérieurement à sa vogue, la muqueuse digestive. Et puis, M. Broussais ne confondrait-il pas de simples engorgements sanguins avec des phlogoses ? Cette question doit être résolue par l'affirmative, puisque, le plus souvent, on n'observe pas les signes caractéristiques de la phlogose, ni durant la vie, ni après la mort.

On le voit, ce que cet auteur dit de la fièvre pendant sa durée, ne s'accorde pas mieux avec la physiologie, que ce qu'il dit de cette affection après sa terminaison fatale, ne s'accorde avec l'examen du siège qu'il donne au mal ; et, résumant notre argumentation contre son système, nous trouvons que les symptômes de la fièvre ou des fièvres, les causes de cette affection, les stimulants portés sur les voies digestives, l'organisation du tissu muqueux et les débris cadavériques repoussent cette théorie : la fièvre ou les fièvres sont l'expression d'une phlegmasie gastrique ou gastro-intestinale.

Avant de passer à l'examen des principales modifications qui ont été apportées aux idées de M. Broussais, ou bien à celles des chefs de doctrine pyrétologique qui le précédèrent, rendons à ce novateur cette justice qu'il montra un certain génie dans l'exposé de son faible système, et une grande verve dans la défense qu'il eut parfois à en prendre contre de rudes joûteurs.

Le médecin qui, le premier, toucha aux principes du professeur du Val-de-Grâce sur la fièvre, fut son élève Boisseau. Pour ce pyrétologiste, la maladie en question n'est plus constamment produite par l'inflammation primitive de la muqueuse de l'estomac, des intestins, mais bien par l'inflammation, primitive toujours, d'un organe quelconque. Cette nouvelle opinion se trouve-t-elle mieux fondée? Simple modification de la précédente, car sa base est analogue, les mêmes objections peuvent lui être adressées, et suffire pour prouver que telle n'est pas la nature de la fièvre ; aussi ne les renouvellerai-je pas. Je rappellerai seulement qu'une phlegmasie assez forte pour donner naissance à l'ensemble des symptômes fébriles, devrait facilement être aperçue durant la vie, et constamment retrouvée après la mort ; ce qui n'a pas lieu. Souvent, très-souvent, il est impossible de montrer, dans l'un comme dans l'autre cas, quel organe occupe cette phlegmasie.

La fièvre provient-elle, ainsi que le pense M. Bouillaud, d'une irritation, primitive ou consécutive, de l'appareil sanguin? Mais cette opinion est combattue par les objections qui ont été faites au sujet de la manière de voir de Pinel sur la fièvre inflammatoire; sans compter que le mot irritation est loin de préciser le genre de la lésion éprouvée par le groupe organique dans lequel on a localisé le mal.

Parlerai-je de l'opinion du docteur Dugès qui regarde toute affection fébrile comme résultant d'une exaltation, soit idiopathique, soit sympathique, de l'appareil nerveux, tant cérébro-spinal que ganglionnaire? Les symptômes que nous avons dits caractéristiques de la fièvre ou des fièvres, ne peuvent pas plus siéger dans ce groupe organique que dépendre de son exaltation, surtout dans les variétés fébriles où la prostration musculaire est si prononcée.

Citerai-je la manière de voir de M. Gendrin? Elle se trouve réfutée par cela même que cet auteur, admettant des fièvres nerveuses et des fièvres vasculaires, semble tenir le milieu entre cette dernière opinion et la précédente.

Je pourrais également rapporter les idées de certains autres auteurs : de M. Andral qui, après avoir admis des fièvres essentielles, ne les considère plus que comme résultant de l'irritation d'un organe abdominal ou nerveux...; de M. Rostan, qui regarde la fièvre ou les fièvres comme des phlegmasies viscérales présentant quelques variétés symptômatiques et se trouvant empreintes parfois d'un caractère spécifique.... Mais l'opinion de chacun de ces professeurs est si peu différente de telle ou telle des opinions déjà discutées, que tout ce qui a été dit contre ces dernières, suffit pour convaincre le lecteur que celles-là, pas plus que celles-ci, n'expriment le siège réel de la fièvre ou des fièvres.

Je terminerai par M. Chomel, ce digne représentant des vertus hippocratiques. Quoique son opinion soit la moins éloignée de la vérité, je ne puis cependant pas l'admettre comme faisant connaître le siège exact de la fièvre ou des fièvres. Ce professeur, en effet, regardant la fièvre ou les fièvres comme une maladie générale et indépendante de toute affection locale, donne à penser que l'organisme est, de prime-abord, affecté en totalité; tandis que (nous croyons l'avoir prouvé) le siège du mal est borné, dans le principe, aux capillaires sanguins et à ceux dont les produits sont rejetés hors de notre économie ou bien assimilés à cette économie.

D'après ce qui précède, toute opinion qui diffère de celle professée par M. Bénech sur le siège de la fièvre ou des fièvres, se trouve sans fondement solide. Aucune autre, en effet, ne montre les causes agissant d'une manière directe sur le tissu, sur l'organe ou sur l'appareil qu'on dit être malade; aucune autre ne traduit exactement l'altération des fonctions dévolues au siège qu'on attribue au mal; aucune autre ne met à même d'apprécier positivement la gravité du mal; aucune autre ne peint l'affection formulant, pour ainsi dire, son remède; aucune autre, enfin, ne sert de guide fidèle pour reconnaître, après la mort, les traces d'une affection qui, non retrouvable par le scalpel des grands anatomopathologistes, se manifeste suffisamment à l'esprit des simples praticiens qui sont physiologistes.

FIN DE LA THÈSE.

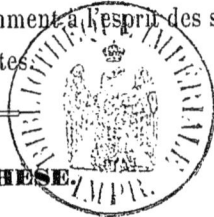

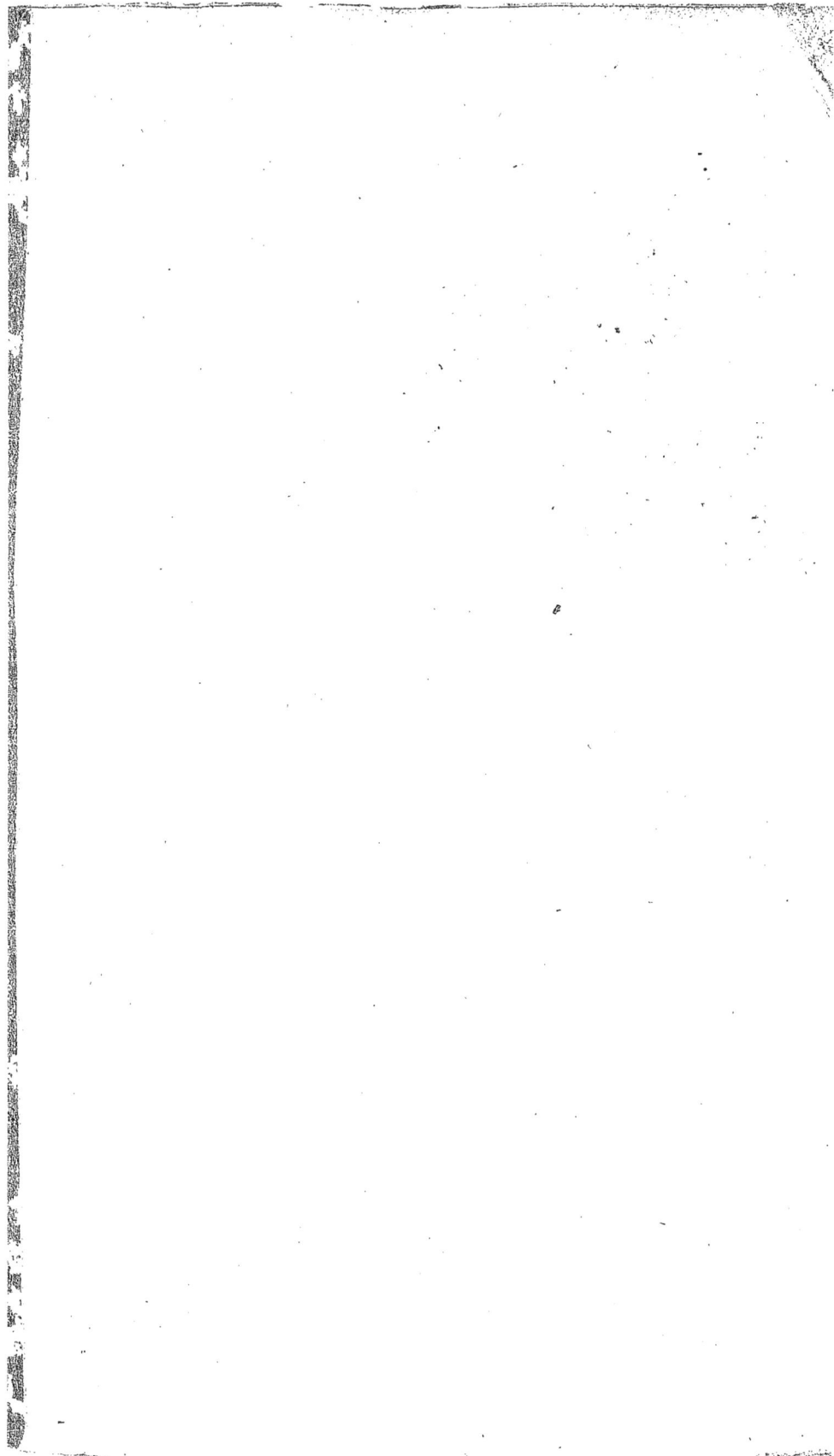

A CET OUVRAGE

Du Docteur Sallenave

EST ANNEXÉE SA DISSERTATION INAUGURALE

SUR LA FIÈVRE,

ENVISAGÉE COMME BASE DE LA PLUPART

Des Maladies Aiguës.